Ernährungs-
SYMPTOM-TAGEBUCH

Der Inhalt dieses Buches ersetzt keine Ernährungsberatung und keine medizinische Beratung. Das Ernährungs-Symptomtagebuch dient der Information und der strukturierten Aufzeichnung und Erfassung von Beschwerden, die durch Nahrungsmittel ausgelöst werden. Vor Beginn der Aufzeichnungen sollte bei Beschwerden ärztlicher oder ernährungsmedizinischer Rat eingeholt werden, sofern dies noch nicht geschehen ist.

PROFESSOR DR. MARTIN STORR

Ernährungs-
SYMPTOM-TAGEBUCH

Zum Aufzeichnen und Zuordnen von Beschwerden
bei Lebensmittelallergien, Unverträglichkeiten,
Nahrungsmittelintoleranzen, Reizmagen, Colitis,
Reizdarm, Morbus Crohn und Leaky Gut

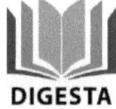

DIGESTA

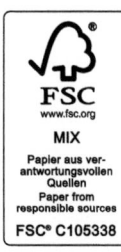

Bibliografische Information der Deutschen Nationalbibliothek:
Die Deutsche Nationalbibliothek verzeichnet diese Publikation in der Deutschen Nationalbibliographie;
detaillierte bibliographische Daten sind im Internet über http://dnb.dnb.de abrufbar.

1. Auflage 2017

© 2017 Digesta, München

Umschlaggestaltung: Pierre Sick, München

Abbildungen Umschlag:
© valery121283 – Fotolia.com (Collection of fresh fruits and vegetables, Red fish);
Guy Waterval (https://commons.wikimedia.org/wiki/File:Camembert_suisse2.JPG), isolated,
https://creativecommons.org/licenses/by-sa/4.0/legalcode;
Fritzs (https://commons.wikimedia.org/wiki/File:Essene_Bread_70pct_Rye_Sproud_30pct_Spelt_cut.JPG),
„Essene Bread 70pct Rye Sproud 30pct Spelt cut", isolated,
https://creativecommons.org/licenses/by-sa/3.0/legalcode

Abbildungen Seite 8: © Constanze Storr

Herstellung und Verlag: BoD - Books on Demand, Norderstedt
Printed in Germany
Dieses Buch wurde im On-Demand-Verfahren hergestellt
ISBN: 978-3-744-813549

Inhaltsverzeichnis

Einführung / Anwendungshinweise

Viele auf den Darm bezogene Beschwerden wie zum Beispiel Bauchschmerzen, Krämpfe, Durchfall und Verstopfung und nicht auf den Darm bezogene Beschwerden wie zum Beispiel Kopfschmerzen, Leistungsknick, Abgeschlagenheit, tränende Augen, Hautprobleme und andere Symptome lassen sich auf die Ernährung oder einzelne Nahrungsmittel zurückführen.

Diese Beschwerden können bei verschiedenen Erkrankungen verstärkt auftreten, können aber auch ohne eine nachweisbare Erkrankung in Erscheinung treten.

Das Erkennen solcher Beschwerden-verursachenden Nahrungsmittel ist oft sehr schwierig, da wir im Tagesverlauf mehrere Nahrungsmittel zu uns nehmen.

Ernährungs-Fachgesellschaften und medizinische Fachgesellschaften raten bei unklaren Beschwerden ein professionelles Ernährungs-Symptomtagebuch zu führen, das Nahrungsmittel mit Menge und Zubereitungsart, Symptome, Symptomstärke und das Aussehen des Stuhlgangs (Durchfall, weich, normal, hart, keiner) erfasst.

Dadurch wird erkennbar, ob einzelne Nahrungsmittel oder einzelne Nahrungsmittelbestandteile Beschwerden auslösen oder verstärken.

Naheliegend ist ein Zusammenhang wenn ein Nahrungsmittel nicht einmalig oder gelegentlich, sondern immer wieder ähnliche Beschwerden auslöst.

Tragen Sie die Lebensmittel, die Sie gut vertragen, die Sie nicht gut vertragen oder die Sie abwechselnd gut/nicht gut vertragen, in die extra Listen in der zweiten Hälfte des Tagebuchs ein.

Diese Listen helfen Ihnen dann Lebensmittel und Mengen zu erkennen, die gut oder nicht gut vertragen werden.

6

Das Tagebuch ist von der Größe so gehalten, dass Sie es immer begleiten kann. Es ist wichtig, dass Sie ihr Tagebuch immer dabei haben, damit alle wichtigen Informationen und Mahlzeiten notiert werden können, genau dann wenn die Symptome auftreten.

Im hinteren Teil dieses Buches finden Sie ergänzend Tabellen mit Lebensmitteln, die bei einzelnen Intoleranzen häufig, aber nicht immer, schlecht vertragen werden und die Ihnen helfen sollen, Intoleranzen gegenüber bestimmten Leitsubstanzen zu erkennen. Diese hier mit Vorschlagslisten gewürdigten Leitsubstanzen sind:

Laktose – Fruktose – Sorbit - Trehalose

Fruktane/Fruktooligosaccharide

Galaktane/Galaktooligosaccharide

Gluten

Histamin – Salizylate - biogene Amine – Pseudoallergene (Mastzellen)

Wenn Sie bei sich eine Intoleranz gegenüber diesen Leitsubstanzen vermuten, können Sie dies mit den vorgeschlagenen Lebensmitteln genauer eingrenzen.

Bei Intoleranzen die nicht gegen einzelne Lebensmittel sondern gegenüber Leitsubstanzen bestehen, ist es hilfreich die Aufzeichnungen mit einem Arzt oder Ernährungsberater zu besprechen, der die Muster hinter den Lebensmitteln und den Symptomen fachlich besser erkennen kann.

Bei Anmerkungen oder Anregungen wenden sie sich bitte per e-Mail an das Digesta Team (digesta@gmx.de).

Bristol-Stuhlformen Skala (BSS)

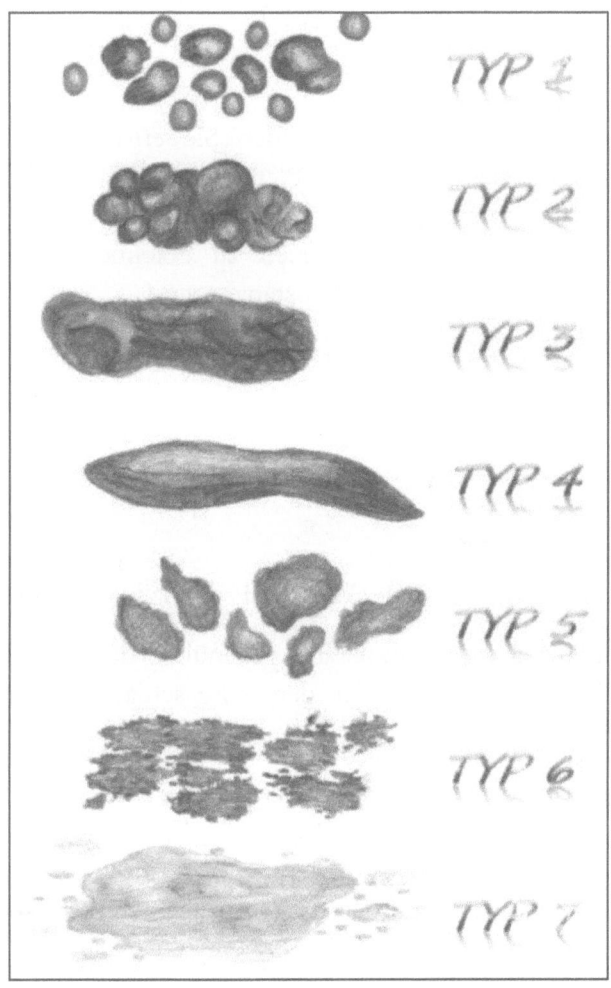

Die BSS hilft Ihnen bei der Aufzeichnung Ihres Stuhlgangs.

Typ 1: einzelne feste Kügelchen   Typ 2: wurstartig, klumpig

Typ 3: wurstartig, rissige Oberfläche Typ 4: wurstartig, glatte Oberfläche

Typ 5: einzelne, weiche Klümpchen   Typ 6: weich, breiig

Typ 7: flüssig

Datum: _01.01.2017_ Ernährungs-Symptomtagebuch

Zeit	Nahrungsmittel, Getränke & Naschereien incl. Menge, Zubereitung (roh, gedünstet, gekocht, gebraten, aufgewärmt, geschält), Gewürzen und bei Fertigprodukten die Zutaten. Medikamente, Vitaminpräparate, Nahrungsergänzungsmittel, Probiotika.	Beschwerden welche, wann, Dauer, Schweregrad von 0 (keine) – 10 (sehr stark), Stuhlgang	Stärke
6:45	Schwarzer Tee mit Milch (200 ml)		0
7:00	Joghurt natur 150 g (Marke) + 1 Teelöffel Erdbeermarmelade (Marke)	7:45 Stuhlgang (weich, Typ 6)	3
	Toast (Vollkorn) 1 Scheibe (Marke)		0
	Salami, 2 Scheiben (Putensalami, Marke)		0
11:15	Kaugummi (Marke, enthält Sorbit/ und Isomalt) 3 Stück		
12:30		Blähungen	9
13:00	Karotten, gedünstet (200 g)		0
16:10	Probiotikum (Name) 2 Kapseln		0
16:15	Tomate (ca 100g) - Mozzarella (ca .100 g)	keine Probleme	0
18:00	Weizenbier, Alsterbräu (trüb, ½ L)	Krämpfe	8
19:45		Durchfall (Typ 7)	7
19:55	Gurke, geschält (100 g)		0

Lebensmittel die Beschwerden verursachen

Lebensmittel	Beschwerden	Stuhlgang
Weizenbier, Alsterbräu	Krämpfe	Durchfall (Typ 7)
Kaugummi (Sorbit?)	Blähungen	

Sonstiges: Aktivitäten, Sport, Stress, Tierkontakt, Rauchen, sonstige Belastungen

Yoga von 15-16 Uhr

Zeit	Nahrungsmittel, Getränke & Naschereien incl. Menge, Zubereitung (roh, gedünstet, gekocht, gebraten, aufgewärmt, geschält), Gewürzen und bei Fertigprodukten die Zutaten. Medikamente, Vitaminpräparate, Nahrungsergänzungsmittel, Probiotika.	Beschwerden	
		welche, wann, Dauer, Schweregrad von 0 (keine) – 10 (sehr stark), Stuhlgang Stärke	

Lebensmittel die Beschwerden verursachen		
Lebensmittel	Beschwerden	Stuhlgang

Sonstiges: Aktivitäten, Sport, Stress, Tierkontakt, Rauchen, sonstige Belastungen

Datum: _____

Zeit	Nahrungsmittel, Getränke & Naschereien incl. Menge, Zubereitung (roh, gedünstet, gekocht, gebraten, aufgewärmt, geschält), Gewürzen und bei Fertigprodukten die Zutaten. Medikamente, Vitaminpräparate, Nahrungsergänzungsmittel, Probiotika.	Beschwerden	
		welche, wann, Dauer, Schweregrad von 0 (keine) – 10 (sehr stark), Stuhlgang	Stärke

Lebensmittel die Beschwerden verursachen

Lebensmittel	Beschwerden	Stuhlgang

Sonstiges: Aktivitäten, Sport, Stress, Tierkontakt, Rauchen, sonstige Belastungen

Zeit	Nahrungsmittel, Getränke & Naschereien incl. Menge, Zubereitung (roh, gedünstet, gekocht, gebraten, aufgewärmt, geschält), Gewürzen und bei Fertigprodukten die Zutaten. Medikamente, Vitaminpräparate, Nahrungsergänzungsmittel, Probiotika.	Beschwerden	
		welche, wann, Dauer, Schweregrad von 0 (keine) – 10 (sehr stark), Stuhlgang	Stärke

Lebensmittel die Beschwerden verursachen

Lebensmittel	Beschwerden	Stuhlgang

Sonstiges: Aktivitäten, Sport, Stress, Tierkontakt, Rauchen, sonstige Belastungen

Zeit	Nahrungsmittel, Getränke & Naschereien incl. Menge, Zubereitung (roh, gedünstet, gekocht, gebraten, aufgewärmt, geschält), Gewürzen und bei Fertigprodukten die Zutaten. Medikamente, Vitaminpräparate, Nahrungsergänzungsmittel, Probiotika.	Beschwerden welche, wann, Dauer, Schweregrad von 0 (keine) – 10 (sehr stark), Stuhlgang	
			Stärke

Lebensmittel die Beschwerden verursachen

Lebensmittel	Beschwerden	Stuhlgang

Sonstiges: Aktivitäten, Sport, Stress, Tierkontakt, Rauchen, sonstige Belastungen

Zeit	Nahrungsmittel, Getränke & Naschereien incl. Menge, Zubereitung (roh, gedünstet, gekocht, gebraten, aufgewärmt, geschält), Gewürzen und bei Fertigprodukten die Zutaten. Medikamente, Vitaminpräparate, Nahrungsergänzungsmittel, Probiotika.	Beschwerden	
		welche, wann, Dauer, Schweregrad von 0 (keine) – 10 (sehr stark), Stuhlgang	Stärke

Lebensmittel die Beschwerden verursachen		
Lebensmittel	Beschwerden	Stuhlgang

Sonstiges: Aktivitäten, Sport, Stress, Tierkontakt, Rauchen, sonstige Belastungen

Ernährungs-Symptomtagebuch

Zeit	Nahrungsmittel, Getränke & Naschereien incl. Menge, Zubereitung (roh, gedünstet, gekocht, gebraten, aufgewärmt, geschält), Gewürzen und bei Fertigprodukten die Zutaten. Medikamente, Vitaminpräparate, Nahrungsergänzungsmittel, Probiotika.	Beschwerden	
		welche, wann, Dauer, Schweregrad von 0 (keine) – 10 (sehr stark), Stuhlgang Stärke	

Lebensmittel die Beschwerden verursachen		
Lebensmittel	Beschwerden	Stuhlgang

Sonstiges: Aktivitäten, Sport, Stress, Tierkontakt, Rauchen, sonstige Belastungen

Datum: _____

Zeit	Nahrungsmittel, Getränke & Naschereien incl. Menge, Zubereitung (roh, gedünstet, gekocht, gebraten, aufgewärmt, geschält), Gewürzen und bei Fertigprodukten die Zutaten. Medikamente, Vitaminpräparate, Nahrungsergänzungsmittel, Probiotika.	Beschwerden	
		welche, wann, Dauer, Schweregrad von 0 (keine) – 10 (sehr stark), Stuhlgang	Stärke

Lebensmittel die Beschwerden verursachen

Lebensmittel	Beschwerden	Stuhlgang

Sonstiges: Aktivitäten, Sport, Stress, Tierkontakt, Rauchen, sonstige Belastungen

Zeit	Nahrungsmittel, Getränke & Naschereien incl. Menge, Zubereitung (roh, gedünstet, gekocht, gebraten, aufgewärmt, geschält), Gewürzen und bei Fertigprodukten die Zutaten. Medikamente, Vitaminpräparate, Nahrungsergänzungsmittel, Probiotika.	Beschwerden	
		welche, wann, Dauer, Schweregrad von 0 (keine) – 10 (sehr stark), Stuhlgang	Stärke

Lebensmittel die Beschwerden verursachen		
Lebensmittel	Beschwerden	Stuhlgang

Sonstiges: Aktivitäten, Sport, Stress, Tierkontakt, Rauchen, sonstige Belastungen

Zeit	Nahrungsmittel, Getränke & Naschereien incl. Menge, Zubereitung (roh, gedünstet, gekocht, gebraten, aufgewärmt, geschält), Gewürzen und bei Fertigprodukten die Zutaten. Medikamente, Vitaminpräparate, Nahrungsergänzungsmittel, Probiotika.	Beschwerden	
		welche, wann, Dauer, Schweregrad von 0 (keine) – 10 (sehr stark), Stuhlgang	Stärke

Lebensmittel die Beschwerden verursachen

Lebensmittel	Beschwerden	Stuhlgang

Sonstiges: Aktivitäten, Sport, Stress, Tierkontakt, Rauchen, sonstige Belastungen

Zeit	Nahrungsmittel, Getränke & Naschereien incl. Menge, Zubereitung (roh, gedünstet, gekocht, gebraten, aufgewärmt, geschält), Gewürzen und bei Fertigprodukten die Zutaten. Medikamente, Vitaminpräparate, Nahrungsergänzungsmittel, Probiotika.	Beschwerden welche, wann, Dauer, Schweregrad von 0 (keine) – 10 (sehr stark), Stuhlgang	Stärke

Lebensmittel die Beschwerden verursachen		
Lebensmittel	Beschwerden	Stuhlgang

Sonstiges: Aktivitäten, Sport, Stress, Tierkontakt, Rauchen, sonstige Belastungen

Zeit	Nahrungsmittel, Getränke & Naschereien incl. Menge, Zubereitung (roh, gedünstet, gekocht, gebraten, aufgewärmt, geschält), Gewürzen und bei Fertigprodukten die Zutaten. Medikamente, Vitaminpräparate, Nahrungsergänzungsmittel, Probiotika.	Beschwerden	
		welche, wann, Dauer, Schweregrad von 0 (keine) – 10 (sehr stark), Stuhlgang	Stärke

Lebensmittel die Beschwerden verursachen

Lebensmittel	Beschwerden	Stuhlgang

Sonstiges: Aktivitäten, Sport, Stress, Tierkontakt, Rauchen, sonstige Belastungen

Zeit	Nahrungsmittel, Getränke & Naschereien incl. Menge, Zubereitung (roh, gedünstet, gekocht, gebraten, aufgewärmt, geschält), Gewürzen und bei Fertigprodukten die Zutaten. Medikamente, Vitaminpräparate, Nahrungsergänzungsmittel, Probiotika.	Beschwerden	
		welche, wann, Dauer, Schweregrad von 0 (keine) – 10 (sehr stark), Stuhlgang	Stärke

Lebensmittel die Beschwerden verursachen

Lebensmittel	Beschwerden	Stuhlgang

Sonstiges: Aktivitäten, Sport, Stress, Tierkontakt, Rauchen, sonstige Belastungen

Datum: _____

Zeit	Nahrungsmittel, Getränke & Naschereien incl. Menge, Zubereitung (roh, gedünstet, gekocht, gebraten, aufgewärmt, geschält), Gewürzen und bei Fertigprodukten die Zutaten. Medikamente, Vitaminpräparate, Nahrungsergänzungsmittel, Probiotika.	Beschwerden	
		welche, wann, Dauer, Schweregrad von 0 (keine) – 10 (sehr stark), Stuhlgang	Stärke

Lebensmittel die Beschwerden verursachen

Lebensmittel	Beschwerden	Stuhlgang

Sonstiges: Aktivitäten, Sport, Stress, Tierkontakt, Rauchen, sonstige Belastungen

22

Datum: _____

Zeit	Nahrungsmittel, Getränke & Naschereien incl. Menge, Zubereitung (roh, gedünstet, gekocht, gebraten, aufgewärmt, geschält), Gewürzen und bei Fertigprodukten die Zutaten. Medikamente, Vitaminpräparate, Nahrungsergänzungsmittel, Probiotika.	Beschwerden	
		welche, wann, Dauer, Schweregrad von 0 (keine) – 10 (sehr stark), Stuhlgang	Stärke

Lebensmittel die Beschwerden verursachen		
Lebensmittel	Beschwerden	Stuhlgang

Sonstiges: Aktivitäten, Sport, Stress, Tierkontakt, Rauchen, sonstige Belastungen

Datum: _____   Ernährungs-Symptomtagebuch

Zeit	Nahrungsmittel, Getränke & Naschereien incl. Menge, Zubereitung (roh, gedünstet, gekocht, gebraten, aufgewärmt, geschält), Gewürzen und bei Fertigprodukten die Zutaten. Medikamente, Vitaminpräparate, Nahrungsergänzungsmittel, Probiotika.	Beschwerden	
		welche, wann, Dauer, Schweregrad von 0 (keine) – 10 (sehr stark), Stuhlgang	Stärke

Lebensmittel die Beschwerden verursachen

Lebensmittel	Beschwerden	Stuhlgang

Sonstiges: Aktivitäten, Sport, Stress, Tierkontakt, Rauchen, sonstige Belastungen

Datum: _____

Zeit	Nahrungsmittel, Getränke & Naschereien incl. Menge, Zubereitung (roh, gedünstet, gekocht, gebraten, aufgewärmt, geschält), Gewürzen und bei Fertigprodukten die Zutaten. Medikamente, Vitaminpräparate, Nahrungsergänzungsmittel, Probiotika.	Beschwerden welche, wann, Dauer, Schweregrad von 0 (keine) – 10 (sehr stark), Stuhlgang	Stärke

Lebensmittel die Beschwerden verursachen

Lebensmittel	Beschwerden	Stuhlgang

Sonstiges: Aktivitäten, Sport, Stress, Tierkontakt, Rauchen, sonstige Belastungen

Zeit	Nahrungsmittel, Getränke & Naschereien incl. Menge, Zubereitung (roh, gedünstet, gekocht, gebraten, aufgewärmt, geschält), Gewürzen und bei Fertigprodukten die Zutaten. Medikamente, Vitaminpräparate, Nahrungsergänzungsmittel, Probiotika.	Beschwerden	
		welche, wann, Dauer, Schweregrad von 0 (keine) – 10 (sehr stark), Stuhlgang	Stärke

Lebensmittel die Beschwerden verursachen

Lebensmittel	Beschwerden	Stuhlgang

Sonstiges: Aktivitäten, Sport, Stress, Tierkontakt, Rauchen, sonstige Belastungen

Zeit	Nahrungsmittel, Getränke & Naschereien incl. Menge, Zubereitung (roh, gedünstet, gekocht, gebraten, aufgewärmt, geschält), Gewürzen und bei Fertigprodukten die Zutaten. Medikamente, Vitaminpräparate, Nahrungsergänzungsmittel, Probiotika.	Beschwerden	
		welche, wann, Dauer, Schweregrad von 0 (keine) – 10 (sehr stark), Stuhlgang	Stärke

Lebensmittel die Beschwerden verursachen		
Lebensmittel	Beschwerden	Stuhlgang

Sonstiges: Aktivitäten, Sport, Stress, Tierkontakt, Rauchen, sonstige Belastungen

Datum: _____

Zeit	Nahrungsmittel, Getränke & Naschereien incl. Menge, Zubereitung (roh, gedünstet, gekocht, gebraten, aufgewärmt, geschält), Gewürzen und bei Fertigprodukten die Zutaten. Medikamente, Vitaminpräparate, Nahrungsergänzungsmittel, Probiotika.	Beschwerden	
		welche, wann, Dauer, Schweregrad von 0 (keine) – 10 (sehr stark), Stuhlgang	Stärke

Lebensmittel die Beschwerden verursachen		
Lebensmittel	Beschwerden	Stuhlgang

Sonstiges: Aktivitäten, Sport, Stress, Tierkontakt, Rauchen, sonstige Belastungen

Datum: _____ Ernährungs-Symptomtagebuch

Zeit	Nahrungsmittel, Getränke & Naschereien incl. Menge, Zubereitung (roh, gedünstet, gekocht, gebraten, aufgewärmt, geschält), Gewürzen und bei Fertigprodukten die Zutaten. Medikamente, Vitaminpräparate, Nahrungsergänzungsmittel, Probiotika.	Beschwerden	
		welche, wann, Dauer, Schweregrad von 0 (keine) – 10 (sehr stark), Stuhlgang	Stärke

Lebensmittel die Beschwerden verursachen

Lebensmittel	Beschwerden	Stuhlgang

Sonstiges: Aktivitäten, Sport, Stress, Tierkontakt, Rauchen, sonstige Belastungen

29

Datum: _____

Zeit	Nahrungsmittel, Getränke & Naschereien incl. Menge, Zubereitung (roh, gedünstet, gekocht, gebraten, aufgewärmt, geschält), Gewürzen und bei Fertigprodukten die Zutaten. Medikamente, Vitaminpräparate, Nahrungsergänzungsmittel, Probiotika.	Beschwerden
		welche, wann, Dauer, Schweregrad von 0 (keine) – 10 (sehr stark), Stuhlgang Stärke

Lebensmittel die Beschwerden verursachen

Lebensmittel	Beschwerden	Stuhlgang

Sonstiges: Aktivitäten, Sport, Stress, Tierkontakt, Rauchen, sonstige Belastungen

Datum: _____

Zeit	Nahrungsmittel, Getränke & Naschereien incl. Menge, Zubereitung (roh, gedünstet, gekocht, gebraten, aufgewärmt, geschält), Gewürzen und bei Fertigprodukten die Zutaten. Medikamente, Vitaminpräparate, Nahrungsergänzungsmittel, Probiotika.	Beschwerden	
		welche, wann, Dauer, Schweregrad von 0 (keine) – 10 (sehr stark), Stuhlgang	Stärke

Lebensmittel die Beschwerden verursachen

Lebensmittel	Beschwerden	Stuhlgang

Sonstiges: Aktivitäten, Sport, Stress, Tierkontakt, Rauchen, sonstige Belastungen

Ernährungs-Symptomtagebuch

Zeit	Nahrungsmittel, Getränke & Naschereien incl. Menge, Zubereitung (roh, gedünstet, gekocht, gebraten, aufgewärmt, geschält), Gewürzen und bei Fertigprodukten die Zutaten. Medikamente, Vitaminpräparate, Nahrungsergänzungsmittel, Probiotika.	Beschwerden	
		welche, wann, Dauer, Schweregrad von 0 (keine) – 10 (sehr stark), Stuhlgang	Stärke

Lebensmittel die Beschwerden verursachen		
Lebensmittel	Beschwerden	Stuhlgang

Sonstiges: Aktivitäten, Sport, Stress, Tierkontakt, Rauchen, sonstige Belastungen

Datum: _____

Zeit	Nahrungsmittel, Getränke & Naschereien incl. Menge, Zubereitung (roh, gedünstet, gekocht, gebraten, aufgewärmt, geschält), Gewürzen und bei Fertigprodukten die Zutaten. Medikamente, Vitaminpräparate, Nahrungsergänzungsmittel, Probiotika.	Beschwerden welche, wann, Dauer, Schweregrad von 0 (keine) – 10 (sehr stark), Stuhlgang	Stärke

Lebensmittel die Beschwerden verursachen		
Lebensmittel	Beschwerden	Stuhlgang

Sonstiges: Aktivitäten, Sport, Stress, Tierkontakt, Rauchen, sonstige Belastungen

Datum: _____

Zeit	Nahrungsmittel, Getränke & Naschereien incl. Menge, Zubereitung (roh, gedünstet, gekocht, gebraten, aufgewärmt, geschält), Gewürzen und bei Fertigprodukten die Zutaten. Medikamente, Vitaminpräparate, Nahrungsergänzungsmittel, Probiotika.	Beschwerden welche, wann, Dauer, Schweregrad von 0 (keine) – 10 (sehr stark), Stuhlgang Stärke

Lebensmittel die Beschwerden verursachen

Lebensmittel	Beschwerden	Stuhlgang

Sonstiges: Aktivitäten, Sport, Stress, Tierkontakt, Rauchen, sonstige Belastungen

Zeit	Nahrungsmittel, Getränke & Naschereien incl. Menge, Zubereitung (roh, gedünstet, gekocht, gebraten, aufgewärmt, geschält), Gewürzen und bei Fertigprodukten die Zutaten. Medikamente, Vitaminpräparate, Nahrungsergänzungsmittel, Probiotika.	Beschwerden	
		welche, wann, Dauer, Schweregrad von 0 (keine) – 10 (sehr stark), Stuhlgang	Stärke

Lebensmittel die Beschwerden verursachen

Lebensmittel	Beschwerden	Stuhlgang

Sonstiges: Aktivitäten, Sport, Stress, Tierkontakt, Rauchen, sonstige Belastungen

Zeit	Nahrungsmittel, Getränke & Naschereien incl. Menge, Zubereitung (roh, gedünstet, gekocht, gebraten, aufgewärmt, geschält), Gewürzen und bei Fertigprodukten die Zutaten. Medikamente, Vitaminpräparate, Nahrungsergänzungsmittel, Probiotika.	Beschwerden	
		welche, wann, Dauer, Schweregrad von 0 (keine) – 10 (sehr stark), Stuhlgang Stärke	

Lebensmittel die Beschwerden verursachen

Lebensmittel	Beschwerden	Stuhlgang

Sonstiges: Aktivitäten, Sport, Stress, Tierkontakt, Rauchen, sonstige Belastungen

Zeit	Nahrungsmittel, Getränke & Naschereien incl. Menge, Zubereitung (roh, gedünstet, gekocht, gebraten, aufgewärmt, geschält), Gewürzen und bei Fertigprodukten die Zutaten. Medikamente, Vitaminpräparate, Nahrungsergänzungsmittel, Probiotika.	Beschwerden	
		welche, wann, Dauer, Schweregrad von 0 (keine) – 10 (sehr stark), Stuhlgang	Stärke

Lebensmittel die Beschwerden verursachen

Lebensmittel	Beschwerden	Stuhlgang

Sonstiges: Aktivitäten, Sport, Stress, Tierkontakt, Rauchen, sonstige Belastungen

Datum: _____

Zeit	Nahrungsmittel, Getränke & Naschereien incl. Menge, Zubereitung (roh, gedünstet, gekocht, gebraten, aufgewärmt, geschält), Gewürzen und bei Fertigprodukten die Zutaten. Medikamente, Vitaminpräparate, Nahrungsergänzungsmittel, Probiotika.	Beschwerden	
		welche, wann, Dauer, Schweregrad von 0 (keine) – 10 (sehr stark), Stuhlgang	Stärke

Lebensmittel die Beschwerden verursachen

Lebensmittel	Beschwerden	Stuhlgang

Sonstiges: Aktivitäten, Sport, Stress, Tierkontakt, Rauchen, sonstige Belastungen

Zeit	Nahrungsmittel, Getränke & Naschereien incl. Menge, Zubereitung (roh, gedünstet, gekocht, gebraten, aufgewärmt, geschält), Gewürzen und bei Fertigprodukten die Zutaten. Medikamente, Vitaminpräparate, Nahrungsergänzungsmittel, Probiotika.	Beschwerden	
		welche, wann, Dauer, Schweregrad von 0 (keine) – 10 (sehr stark), Stuhlgang Stärke	

Lebensmittel die Beschwerden verursachen

Lebensmittel	Beschwerden	Stuhlgang

Sonstiges: Aktivitäten, Sport, Stress, Tierkontakt, Rauchen, sonstige Belastungen

Datum: _____

Zeit	Nahrungsmittel, Getränke & Naschereien incl. Menge, Zubereitung (roh, gedünstet, gekocht, gebraten, aufgewärmt, geschält), Gewürzen und bei Fertigprodukten die Zutaten. Medikamente, Vitaminpräparate, Nahrungsergänzungsmittel, Probiotika.	Beschwerden	
		welche, wann, Dauer, Schweregrad von 0 (keine) – 10 (sehr stark), Stuhlgang	Stärke

Lebensmittel die Beschwerden verursachen

Lebensmittel	Beschwerden	Stuhlgang

Sonstiges: Aktivitäten, Sport, Stress, Tierkontakt, Rauchen, sonstige Belastungen

Zeit	Nahrungsmittel, Getränke & Naschereien incl. Menge, Zubereitung (roh, gedünstet, gekocht, gebraten, aufgewärmt, geschält), Gewürzen und bei Fertigprodukten die Zutaten. Medikamente, Vitaminpräparate, Nahrungsergänzungsmittel, Probiotika.	Beschwerden	
		welche, wann, Dauer, Schweregrad von 0 (keine) – 10 (sehr stark), Stuhlgang	Stärke

Lebensmittel die Beschwerden verursachen

Lebensmittel	Beschwerden	Stuhlgang

Sonstiges: Aktivitäten, Sport, Stress, Tierkontakt, Rauchen, sonstige Belastungen

Datum: _____   Ernährungs-Symptomtagebuch

Zeit	Nahrungsmittel, Getränke & Naschereien incl. Menge, Zubereitung (roh, gedünstet, gekocht, gebraten, aufgewärmt, geschält), Gewürzen und bei Fertigprodukten die Zutaten. Medikamente, Vitaminpräparate, Nahrungsergänzungsmittel, Probiotika.	Beschwerden	
		welche, wann, Dauer, Schweregrad von 0 (keine) – 10 (sehr stark), Stuhlgang	Stärke

Lebensmittel die Beschwerden verursachen

Lebensmittel	Beschwerden	Stuhlgang

Sonstiges: Aktivitäten, Sport, Stress, Tierkontakt, Rauchen, sonstige Belastungen

42

Datum: _____

Zeit	Nahrungsmittel, Getränke & Naschereien incl. Menge, Zubereitung (roh, gedünstet, gekocht, gebraten, aufgewärmt, geschält), Gewürzen und bei Fertigprodukten die Zutaten. Medikamente, Vitaminpräparate, Nahrungsergänzungsmittel, Probiotika.	Beschwerden	
		welche, wann, Dauer, Schweregrad von 0 (keine) – 10 (sehr stark), Stuhlgang	Stärke

Lebensmittel die Beschwerden verursachen		
Lebensmittel	Beschwerden	Stuhlgang

Sonstiges: Aktivitäten, Sport, Stress, Tierkontakt, Rauchen, sonstige Belastungen

Zeit	Nahrungsmittel, Getränke & Naschereien incl. Menge, Zubereitung (roh, gedünstet, gekocht, gebraten, aufgewärmt, geschält), Gewürzen und bei Fertigprodukten die Zutaten. Medikamente, Vitaminpräparate, Nahrungsergänzungsmittel, Probiotika.	Beschwerden	
		welche, wann, Dauer, Schweregrad von 0 (keine) – 10 (sehr stark), Stuhlgang Stärke	

Lebensmittel die Beschwerden verursachen

Lebensmittel	Beschwerden	Stuhlgang

Sonstiges: Aktivitäten, Sport, Stress, Tierkontakt, Rauchen, sonstige Belastungen

Zeit	Nahrungsmittel, Getränke & Naschereien incl. Menge, Zubereitung (roh, gedünstet, gekocht, gebraten, aufgewärmt, geschält), Gewürzen und bei Fertigprodukten die Zutaten. Medikamente, Vitaminpräparate, Nahrungsergänzungsmittel, Probiotika.	Beschwerden	
		welche, wann, Dauer, Schweregrad von 0 (keine) – 10 (sehr stark), Stuhlgang	Stärke

Lebensmittel die Beschwerden verursachen		
Lebensmittel	Beschwerden	Stuhlgang

Sonstiges: Aktivitäten, Sport, Stress, Tierkontakt, Rauchen, sonstige Belastungen

Datum: _____

Zeit	Nahrungsmittel, Getränke & Naschereien incl. Menge, Zubereitung (roh, gedünstet, gekocht, gebraten, aufgewärmt, geschält), Gewürzen und bei Fertigprodukten die Zutaten. Medikamente, Vitaminpräparate, Nahrungsergänzungsmittel, Probiotika.	Beschwerden	
		welche, wann, Dauer, Schweregrad von 0 (keine) – 10 (sehr stark), Stuhlgang Stärke	

Lebensmittel die Beschwerden verursachen

Lebensmittel	Beschwerden	Stuhlgang

Sonstiges: Aktivitäten, Sport, Stress, Tierkontakt, Rauchen, sonstige Belastungen

Datum: _____   Ernährungs-Symptomtagebuch

Zeit	Nahrungsmittel, Getränke & Naschereien incl. Menge, Zubereitung (roh, gedünstet, gekocht, gebraten, aufgewärmt, geschält), Gewürzen und bei Fertigprodukten die Zutaten. Medikamente, Vitaminpräparate, Nahrungsergänzungsmittel, Problotlka.	Beschwerden	
		welche, wann, Dauer, Schweregrad von 0 (keine) – 10 (sehr stark), Stuhlgang	Stärke

Lebensmittel die Beschwerden verursachen

Lebensmittel	Beschwerden	Stuhlgang

Sonstiges: Aktivitäten, Sport, Stress, Tierkontakt, Rauchen, sonstige Belastungen

Nahrungsmittel & Getränke, die gut vertragen werden

Tragen Sie in diese Liste Nahrungsmittel & Getränke incl. Menge, Zubereitung (roh, gedünstet, gekocht, gebraten, aufgewärmt, geschält), Gewürze, bei Fertigprodukten die Zutaten, Medikamente, Vitaminpräparate, Nahrungsergänzungsmittel und Probiotika ein, die gut vertragen werden.

Datum	Nahrungsmittel & Getränke	Menge
1.1.	Schwarzer Tee mit Milch	200 ml
1.1.	Joghurt natur (Marke)	150 g
1.1.	Erdbeermarmelade (Marke)	1 Teelöffel
1.1.	Toast (Vollkorn) (Marke)	1 Scheibe
1.1.	Salami, 2 Scheiben (Putensalami, Marke)	2 Scheiben
1.1.	Karotten, gedünstet	200 g
1.1.	Probiotikum (Name)	2 Kapseln
1.1.	Tomate	ca. 100 g
1.1.	Mozzarella	ca. 100 g
1.1.	Gurke, geschält	100 g

Nahrungsmittel & Getränke, die <u>gut vertragen</u> werden

Datum	Nahrungsmittel & Getränke	Menge

Nahrungsmittel & Getränke, die <u>gut vertragen</u> werden

Datum	Nahrungsmittel & Getränke	Menge

Nahrungsmittel & Getränke, die <u>nicht gut vertragen</u> werden

Tragen Sie in diese Liste Nahrungsmittel & Getränke incl. Menge, Zubereitung (roh, gedünstet, gekocht, gebraten, aufgewärmt, geschält), Gewürze, bei Fertigprodukten die Zutaten, Medikamente, Vitaminpräparate, Nahrungsergänzungsmittel und Probiotika ein, die <u>nicht gut vertragen</u> werden.

Datum	Nahrungsmittel & Getränke	Menge
1.1.	Weizenbier, Alsterbräu	½ L
1.1.	Kaugummi (Sorbit?)	3 Stück

Nahrungsmittel & Getränke, die <u>nicht gut vertragen</u> werden

Datum	Nahrungsmittel & Getränke	Menge

Nahrungsmittel & Getränke, die **<u>nicht gut vertragen</u>** werden

Datum	Nahrungsmittel & Getränke	Menge

Nahrungsmittel & Getränke, die <u>wechselnd gut oder nicht gut vertragen</u> werden

Tragen Sie in diese Liste Nahrungsmittel & Getränke incl. Menge, Zubereitung (roh, gedünstet, gekocht, gebraten, aufgewärmt, geschält), Gewürze, bei Fertigprodukten die Zutaten, Medikamente, Vitaminpräparate, Nahrungsergänzungsmittel und Probiotika ein, die <u>wechselnd gut oder nicht gut vertragen</u> werden.

Datum	Nahrungsmittel & Getränke	Menge

Nahrungsmittel & Getränke, die <u>wechselnd gut oder nicht gut vertragen</u> werden

Datum	Nahrungsmittel & Getränke	Menge

Listen von Nahrungsmitteln, die auf verschiedene Intoleranzen hinweisen können

Diese Listen sind keine vollständigen Listen sondern Listen von Nahrungsmitteln, die bei den einzelnen Unverträglichkeiten oftmals besonders schlecht vertragen werden und die bei der Suche nach eigenen Unverträglichkeiten hilfreich sein können.

Laktose

Bei einer Laktoseintoleranz werden häufig schlecht vertragen:

Produkt	Laktosegehalt je 100 g	mögliche Testmahlzeit
Kondensmilch	55-60 g	2 Esslöffel
Dickmilch	14 g	150 g
Vollmilchschokolade	9-11 g	1 Tafel
Schmelzkäse	6-7 g	100 g
Sahneeis	6-9 g	150 g
Vollmilch	5 g	2 Gläser
Molke	5 g	2 Gläser

Fruktose

Bei der intestinalen Fruktoseintoleranz werden häufig schlecht vertragen:

Produkt	Fruktosegehalt je 100 g	mögliche Testmahlzeit
Diabetikerschokolade	50-55 g	1 Tafel
Honig	36-40 g	50 g
Rosinen	34 g	100 g
Apfel, getrocknet	34 g	100 g
Quittengelee	18 g	50 g
Zwetschge, getrocknet	12 g	100 g
Apfelmus	7,5 g	50 g
Apfelsaft	7 g	2 Gläser

Sorbit

Bei einer Sorbitintoleranz werden häufig schlecht vertragen:

Produkt	Sorbitgehalt je 100 g	mögliche Testmahlzeit
Diabetikersüßigkeiten	bis zu 95 g	50 g
Diabetikermarmelade	bis zu 11 g	25 g
Birne, getrocknet	11 g	50 g
Pflaumenmus	6 g	100 g
Sorbit / Kaugummi	variabel	5 – 10 Streifen
Minz-Lutschpastillen		
Aprikose, getrocknet	5 g	100 g
Apfel, getrocknet	3,5 g	150 g

Trehalose

Bei der Trehaloseintoleranz werden häufig schlecht vertragen:

hoher Gehalt an Trehalose
Pilze

Fruktane/Fruktooligosaccharide

Bei der Fruktan-/Fruktooligosaccharidintoleranz werden häufig schlecht vertragen:

hoher Gehalt an Fruktanen/Fruktooligosacchariden
Brot, Nudeln, Cerealien, Zichorienkaffee
Pfirsich, Kaki, Nektarine, Wassermelone
Cashewkerne, Kichererbsen, Linsen, Topinambur
Inulin, Oligofruktose

Galaktane/Galaktooligosaccharide

Bei der Galaktan-/Galaktooligosaccharidintoleranz werden häufig schlecht vertragen:

hoher Gehalt an Galaktanen/Galaktooligosacchariden
Bohnen, Kichererbsen, Linsen

Gluten

Bei der Gluten-/Weizensensitivität werden häufig schlecht vertragen:

hoher Gehalt an Gluten
Baguette, Brötchen hell, Ciabatta, Weißbrot
Weizenbrot, Weizentoast, Weizennudeln
Weißbier

Histamin

Der Histamingehalt von Lebensmitteln ist schwankend und hängt stark vom Frischegrad der Lebensmittel ab. Bei einer Histaminintoleranz werden Lebensmittel mit einem hohen Histamingehalt und Lebensmittel die eine Histaminfreisetzung verursachen (Histaminliberatoren) häufig schlecht vertragen:

hoher Histamingehalt	Histaminliberatoren
Thunfisch	Ananas
Bier (obergärig, Weizenbier)	Tomaten
Rotwein, Sekt	Schokolade, Kakao
Camembert, Brie	Zitrusfrüchte
Aceto Balsamico	Kiwi
Sauerkraut	Meeresfrüchte
Sardellen	Glutamat
	Erdbeeren

Salizylate

Der Salizylatgehalt von Lebensmitteln ist sehr variabel. Bei der Salizylatintoleranz werden oft schlecht vertragen:

hoher Gehalt an Salizylaten
getrocknetes Obst
Apfel – Aprikose - Erdbeere – Johannisbeeren - Zitrusfrüchte
Champignon - Paprika - Tomate
Mandeln
Lakritz
Wurstwaren
Hefeextrakt, Senf
Aspirin

biogene Amine

Biogene Amine entstehen bei der Lebensmittelreifung aus Eiweißen und sind in der entstehenden Menge sehr variabel. Im Prinzip gilt, je reifer das Nahrungsmittel, desto höher ist der Gehalt an biogenen Aminen, je frischer das Nahrungsmittel, desto niedriger ist der Gehalt an biogenen Aminen. Bei einer Intoleranz gegenüber biogenen Aminen werden oft schlecht vertragen:

hoher Gehalt an biogenen Aminen
Käse
Wein, Bier
Schokolade
Ananas – Bananen - Orangen
Soja
Hefeextrakt
Fleischwaren
Tomaten, Ketchup
Nüsse
Sauerkraut

Pseudoallergene (Mastzellen)

Pseudoallergene sind Substanzen die zu einer Freisetzung von Botenstoffen aus Abwehrzellen (Mastzellen) führen und allergieähnliche Symptome entstehen lassen. Bei den meisten Pseudoallergenen handelt es sich um Lebensmittelzusatzstoffe, so dass eine Beschäftigung mit den Lebensmittelzusatzstoffen erforderlich ist. Bei einer Sensitivität gegenüber Pseudoallergenen werden oft schlecht vertragen:

Pseudoallergen	unter anderem enthalten in
Konservierungsstoffe E200-E299 und E1105	fast allen industriell gefertigten Lebensmitteln
Emulgatoren E322, E400- E495	Fertigsaucen, Salatdressings
Säuerungsmittel E300-E385	fast allen industriell gefertigten Lebensmitteln
Farbstoffe, E 100-E180	vielen industriell gefertigten Lebensmitteln
Lektine	Bohnen (besonders roh)
Sulfite, E150 und E220-E228	Wein, Trockenobst, Chips, getrocknete Fleisch-/Fischwaren

„Schwarmintelligenz"

Manche Nahrungsmittel sind ohne weitere Ursache nicht so gut verträglich. In der folgenden Liste sind die Lebensmittel aufgelistet, die bei mehr als 15% Intoleranz-Beschwerden verursachen.

Prozent	Nahrungsmittel
>30%	Kohl, Bohnen, Hülsenfrüchte, stark gewürzte Speisen, Gebratenes
>20%	fette Speisen, frittierte Speisen, Zwiebeln, Gurkensalat, Kohlensäure-haltige Getränke
>15%	Kaffee, Nüsse, Orangensaft, Milch, Käse, Paprika, Sauerkraut